AF395228

# A PROPOS DE L'ADAGE

# NATURAM MORBORUM OSTENDUNT CURATIONES

PAR

## M. E. TISON

Docteur en médecine et ès-sciences naturelles,
Médecin en chef de l'hôpital Saint-Joseph, Lauréat de la Faculté de médecine de Paris,
Ancien élève de l'Ecole pratique des Hautes-Etudes,
Ancien professeur à la Faculté des Sciences de l'Université catholique de Paris,
Membre de la Société Linnéenne de Paris,
Membre fondateur de la Société internationale des électriciens,
Membre de la Société de médecine pratique,
Commandeur de l'ordre de Saint-Grégoire-le-Grand,
Etc., etc.

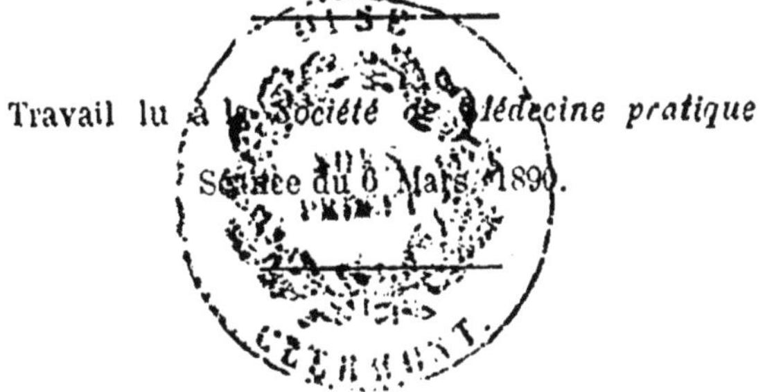

Travail lu à la Société de médecine pratique
Séance du 6 Mars 1890.

**PARIS**
G. MASSON, ÉDITEUR
LIBRAIRE DE L'ACADÉMIE DE MÉDECINE
120, BOULEVARD SAINT-GERMAIN, 120

1890

# DU MÊME AUTEUR

*Histoire de la Fève de Calabar* (Médaille de bronze de la Faculté de médecine de Paris), 1873, in-8°. A. Delahaye, libraire-éditeur.

*Recherches sur les caractères de la placentation et de l'insertion dans la famille des Myrtacées et sur les nouvelles affinités de cette famille*, 1876, in-4°, avec 4 planches. Savy, éditeur.

*Recherches sur les stomates des membranes séreuses*, in-4°. Paris, 1876.

Les articles *Hirudinées, Alcyonaires, Spongiaires, Cocaïne* et *Euphorbia pilulifera* du Traité de matière médicale ou pharmacographie, physiologie et technique des agents médicamenteux, par J.-B. Fonssagrives, in-8°. Adrien Delahaye et Emile Lecrosnier, éditeurs.

Un grand nombre d'articles du Dictionnaire de Botanique, par M. H. Baillon, in-folio, Hachette et Cie, éditeurs.

*Relation d'un cas d'athétose des membres inférieurs guéri par les courants continus, in* Association française pour l'avancement des sciences, session de Montpellier, 1879.

*Considérations pratiques à propos d'un cas d'Hydramnios*, ibid., session de Reims, 1880.

*Sur la gymnastique mécanique suédoise*, ibid., session de Nancy, 1886.

*Le Troglodytisme et la Tuberculose, in* Congrès pour l'étude de la tuberculose chez l'homme et chez les animaux, 1re session. Paris, 1888, G. Masson, éditeur.

*Contribution à l'étude de l'origine équine du Tétanos, in* Bulletin et Mémoires de la Société de médecine pratique, 1887.

*Observation de myélite aiguë*, ibid., 1888.

# A PROPOS DE L'ADAGE

## NATURAM MORBORUM OSTENDUNT CURATIONES

Par M. E. Tison.

---

Je ne sais pas, mais quelque membre de la société, plus versé que moi dans la littérature médicale, nous dira peut-être quel est l'auteur de l'adage : « *Naturam morborum ostendunt curationes* », en quelle circonstance et à quel propos il a pris naissance. En attendant des éclaircissements à ce sujet, je me propose d'examiner ici si le traitement d'une maladie peut apporter quelque lumière à la connaissance et à l'établissement du diagnostic de cette maladie. C'est un chapitre qui fait défaut dans les traités de pathologie générale. Qu'on consulte, par exemple, le *Traité de diagnostic médical* de Racle, ou le *Manuel de diagnostic médical* de Spilmann, qui est plus récent (*Bibliothèque diamant des sciences médicales et biologiques*, 2ᵉ édition, G. Masson, éditeur), on ne verra ni chapitre, ni même un paragraphe qui indique que le traitement ait une valeur quelconque pour l'établissement du diagnostic. Voilà un premier point établi. Mais quand il s'agit de syphilis ou d'affections qu'on ne peut rattacher qu'approximativement à la syphilis, faute de mieux, on est d'un avis tout opposé et il semble admis, sans conteste, que là où le traitement par le mercure et l'iodure de potassium, c'est-à-dire, le traitement antisyphilitique, a réussi, on peut affirmer que l'affection ainsi guérie était de nature syphilitique. Dans ce cas, le traitement servirait, pour ainsi dire, de pierre de touche, ou mieux, de critérium pour la connaissance du diagnostic.

Je crois cette manière de voir irrationnelle. Elle repose, en somme, sur le raisonnement suivant qui est loin de satisfaire à une logique rigoureuse. On dit : la syphilis guérit par le traitement antisyphilitique, et, réciproquement, quand le traitement antisyphilitique réussit, c'est que la maladie était de nature syphilitique. Cette réciproque n'est pas nécessairement vraie, et on sait que, même en géométrie, toutes les réciproques ne sont pas vraies, parce que leur extension peut être plus considérable que celle de la proposition directe (1). Depuis longtemps, cette manière de raisonner et de voir les choses m'avait paru défectueuse et cette opinion s'est, de nouveau, confirmée dans mon esprit par l'étude attentive de quelques observations que je rapporte en faveur de ma thèse.

OBSERVATION I.

*Tumeur cérébrale (?) guérie par le mercure et l'iodure de potassium*, observation recueillie par M. A. Descoings, interne.

M... Paul, âgé de 22 ans, exerçant la profession de boulanger, est amené à l'hôpital Saint-Joseph, dans le service de M. Tison, salle Saint-Albert, n° 9, le 28 octobre 1889.

On le trouve plongé dans une sorte de stupeur dont on a peine à le tirer par des questions auxquelles il répond mal. Il accuse une vive douleur au sommet de la tête, à la nuque et le long de la colonne vertébrale. Aucune paralysie des membres, pas d'anesthésie ; réflexes rotuliens normaux ; pas de convulsions.

Le ventre est un peu ballonné, constipation absolue ; émission involontaire des urines ; insomnie, subdélire.

Le pouls est régulier, un peu lent. Température axillaire, 38°.

Le début de la maladie remonte à six semaines. Pendant les quelques jours qui ont précédé l'apparition des premiers troubles, il aurait éprouvé de vives et fréquentes céphalalgies.

Au début des accidents, la douleur de tête est devenue continue et atroce, non exagérée la nuit, mais accompagnée de photophobie. Le pouls était ralenti, il y avait de la constipation et des vomissements, l'estomac ne pouvant rien supporter. Pas d'élévation de température.

Cet état s'est beaucoup amélioré, puis s'est de nouveau aggravé, et c'est ce qui amène le malade à l'hôpital.

Il nie avoir jamais eu la syphilis. On ne découvre nulle part d'induration spécifique ; pas de ganglions dans les aines, pas de chapelet cervical. Aucune trace de syphilis héréditaire, ni aucun

(1) De ce que, par exemple, les angles droits sont égaux, il ne s'ensuit pas que tous les angles égaux soient droits.

antécédent héréditaire de tuberculose. Le père est alcoolique, la mère, rhumatisante, a eu deux autres enfants, l'un plus âgé, l'autre plus jeune que notre malade, qui jouissent d'une excellente santé ; mais cette dernière a fait une fausse couche et a perdu un enfant d'un mois qui, selon son expression, avait à sa naissance un visage de « vieux ». Cet enfant n'avait ni taches, ni croûtes sur la peau. La mère déclare que ni son mari, ni elle n'ont eu la syphilis.

L'auscultation des poumons et du cœur ne relève rien d'anormal. En présence de ces phénomènes installés lentement, graduellement et par intermittence, sans grand mouvement fébrile, on réserve le diagnostic, en songeant à la possibilité d'une méningite chronique de nature inconnue, ou d'une tumeur cérébrale.

M. Tison prescrivit 4 grammes d'ioduro de potassium par jour, de la révulsion locale par un vésicatoire à la nuque et un purgatif.

Les jours suivants, l'état du malade resta sensiblement stationnaire. Légère élévation de température, tous les soirs, de 37°5 à 38°.

M.... était comme anéanti, indifférent à tout ce qui se passait autour de lui, se plaignant seulement un peu de la tête ; le regard vague et inintelligent. Il semblait ne pas comprendre les questions qu'on lui adressait et n'y répondait pas. Il ne réclamait pas de nourriture, mais prenait tous les aliments qu'on lui mettait dans la bouche. Les urines s'échappaient involontairement dans son lit, ainsi que les selles obtenues seulement par des lavements.

Le 30 octobre, crise épileptiforme. Ce jour-là et les deux jours suivants, les pupilles furent inégalement dilatées.

Dès le 6 novembre, l'amélioration était notable, le malade sortait de sa stupeur et mangeait seul. Ce jour-là, il se plaignit d'une douleur dans l'épaule gauche et les mouvements dans le bras gauche étaient devenus difficiles, l'incontinence d'urine et la constipation durent toujours. La fièvre est tombée et le pouls est devenu régulier, 84 pulsations à la minute.

Les jours suivants, la parésie du bras gauche s'accentua davantage. Le 9 novembre, on associe au traitement ioduré le traitement mercuriel en friction avec un mélange de 5 grammes d'onguent napolitain et de 5 grammes de vaseline.

Le 11, la paralysie du bras gauche est complète. Tout le membre gauche est raide, contracturé et douloureux quand on provoque les mouvements. Il n'y a pas d'anesthésie.

L'état général est meilleur, la stupeur moins prononcée, mais de l'amnésie partielle ; il ignore depuis combien de temps il est malade et où il est en traitement.

Le 12, diarrhée. On supprime, ce jour-là, la friction mercurielle faite chacun des trois jours précédents et on proscrit une potion antidiarrhéique. Mais on continue les quatre grammes d'iodure de potassium.

Le 13, la diarrhée ayant cessé, on recommence les frictions mercurielles qui sont continuées de temps en temps jusqu'à la fin du mois. On a fait au total 9 frictions avec 5 grammes d'onguent hydrargyrique, chacune. Le malade est alimenté le plus possible et il prend deux bains sulfureux par semaine.

L'état général devient excellent et la céphalalgie disparaît. Les mouvements reviennent peu à peu dans le bras gauche.

Le 18 et le 19, on donne seulement trois grammes d'iodure de potassium par jour.

A dater du 20, la dose quotidienne est ramenée à deux grammes.

Le 21, il n'y a plus d'incontinence d'urine. Le malade est encore hébété, les yeux fixes, grands ouverts, le visage sans expression.

Le 23, il se sert facilement de son bras gauche, il commence à se lever. Les jours suivants, l'amélioration continue. Il n'a plus aucune douleur, aucune paralysie. Il devient actif et gai.

Le 2 décembre, la guérison étant complète, on supprime tout traitement.

Le 7, le malade a été opéré d'un fibrome sous-cutané du volume d'une grosse noix, qu'il portait depuis douze ans, à la nuque, au niveau des vertèbres cervicales et qui s'était développé, paraît-il, à la suite d'un furoncle. Ce fibrome était adhérent à la peau, plus encore, à l'aponévrose. Il s'était développé dans le tissu cellulaire sous-cutané. Cette opération lui a fait le plus grand plaisir parce que ce fibrome, très saillant à la surface de la peau, était très gênant pour le col de la chemise et des autres vêtements.

Le malade a quelque goût pour la musique. Il joue du *psalté-rion.*

En résumé, ce malade, dont la vie a été très compromise par des accidents graves qu'on peut raisonnablement rapporter à une tumeur cérébrale, a été guéri par un traitement double, mercuriel et ioduré; les frictions mercurielles ayant été faites neuf fois, l'iodure de potassium administré pendant 32 jours. En effet, l'évolution lente des divers phénomènes observés et leur intermittence, la réaction fébrile peu accentuée et surtout l'apparition d'une monoplégie font supposer qu'on a dû avoir affaire à une tumeur cérébrale, probablement située au voisinage du sillon rolandique droit, développée aux dépens des os du crâne, puisque nous avons eu d'abord de la céphalalgie sans troubles généraux graves, puis des phénomènes méningitiques, enfin des symptômes de compression cérébrale. Cette tumeur aurait été de nature syphilitique, d'après l'efficacité du traitement antisyphilitique. Ç'aurait donc été une exostose syphilitique comprimant le tiers moyen de la circonvolution frontale ascendante. Mais le sujet en question ne présente aucune trace de syphilis acquise, ni de syphilis héréditaire ; on trouve seulement, dans les antécédents héréditaires, quelques présomptions en faveur d'une syphilis maternelle. Son exostose aurait donc été une syphilis héréditaire tardive ?

*Remarques.* — J'ai tenu à rapporter fidèlement cette observation, telle qu'elle a été recueillie et rédigée par mon interne ; je n'ai voulu rien changer à son opinion sur la nature syphilitique de cette tumeur cérébrale, parce qu'elle dénote bien la tendance de l'enseignement actuel. Mais je soutiens que cette conclusion n'est pas déduite logiquement de l'observation. La syphilis ne peut être démontrée, il faut donc conclure que l'association du mercure et de l'iodure de potassium peut amener la guérison de certaines affections, quoique ces affections n'aient rien de syphilitique. Il vaut mieux avouer notre ignorance sur ce point, par conséquent, provoquer les recherches, que conclure prématurément.

## OBSERVATION II.

*Angine diphtéritique, gangréneuse ; perte de la luette et ulcération des piliers antérieurs du voile du palais ; guérison par les frictions mercurielles et l'iodure de potassium.*

Théophile P.., âgé de 38 ans, employé, entre à l'hôpital Saint-Joseph, salle Saint-Albert, n° 11, le 21 novembre 1889, pour une angine diphtéritique qu'il avait contractée par contagion. En effet, dans la maison qu'il habitait, au sixième étage, un homme de 38 ans, domestique, avait été pris, le 7 novembre précédent, d'angine diphtéritique que j'avais également soigné à l'hôpital Saint-Joseph et qui sortait guéri, le 21 novembre, quand son voisin entrait pour prendre sa place. J'ajouterai que, 6 ans auparavant, les maîtres de ce domestique avaient perdu un enfant, du croup, dans l'appartement situé au-dessous.

J'ai traité ces angines diphtéritiques par le cubèbe. des badigeonnages au jus de citron, des gargarismes avec miel rosat et borate de soude. Tous deux ont bien guéri de leur diphtérie.

Au moment de son entrée le 21 novembre, Th. P... avait des

plaques diphtéritiques sur les amygdales. Puis, peu à peu, la luette fut envahie. Cet organe ne tarda pas à se congestionner, à bleuir et à se sphacéler.

Le 2 décembre, au matin, on remarque que l'extrémité de la luette sphacélée est tombée pendant la nuit. On constate sur le voile du palais, une vaste échancrure médiane, à bords rouges épaissis, comme strumeux, qui gagne peu à peu, les jours suivants, les deux piliers antérieurs du voile du palais, les ulcère et les ronge.

Dès le 2 décembre, on fait faire deux fois par jour, dans la gorge, des pulvérisations chaudes avec une solution au millième d'acide phénique dans l'eau distillée, en même temps qu'on continue le traitement précédent jusqu'au 5 décembre.

Le 7, l'ulcération gagnant toujours, on badigeonne toutes les parties attaquées avec de la teinture d'iode et on continue le gargarisme. Ce badigeonnage est renouvelé les jours suivants, mais sans succès.

Le 13, j'administre à l'intérieur 2 grammes d'iodure de potassium et, le 16, je fais faire une friction sur les cuisses avec 5 grammes d'onguent hydrargyrique délayé dans autant de vaseline.

Cette friction est répétée le 18 et le 21 décembre. Le 24, on donne un bain sulfureux. Le 25, on fait une nouvelle friction. Pendant tout ce temps, on continue l'administration quotidienne de deux grammes d'iodure de potassium.

Chose remarquable, c'est à partir de l'association de ce double traitement mercuriel et ioduré, que l'ulcération commence à se cicatriser et avec une telle rapidité que 11 jours après, le 27 décembre le malade put rentrer chez lui.

Je l'ai revu plusieurs fois depuis et la guérison s'est maintenue.

Cet homme est-il syphilitique ? Rien ne permet de le supposer. On ne trouve rien, ni dans ses antécédents, ni à la surface du corps qui permette de répondre affirmativement. Cet homme est marié, il a un enfant de 5 à 6 ans, sa femme paraît assez bien portante. Cet homme ne m'était pas inconnu : l'année précédente, je l'avais déjà soigné, à l'hôpital, pour une laryngite chronique avec bronchite (expectoration abondante), qui avait paru excessivement grave aux personnes qui avaient sollicité son admission. Il s'était bien rétabli.

Voilà donc un second cas où on peut attribuer la guérison à l'emploi simultané des frictions mercurielles et de l'administration interne de l'iodure de potassium.

### Observation III.

*Tumeur du muscle jumeau interne ; guérison par le
traitement mercuriel et ioduré.*

J. B. C..., âgé de 51 ans, musicien, entre à l'hôpital St-Joseph,
salle St-Albert, n° 6, le 10 août 1885. Son père est mort à 78 ans
et sa mère à 73. Il n'accuse aucune autre maladie antérieure,
sauf quelques rhumatismes. Il nie énergiquement avoir jamais
contracté la syphilis et la recherche des signes habituels de cette
affection ne donne que des résultats négatifs.

Le malade est porteur, à la jambe gauche, d'une tumeur qui
est la cause de son entrée à l'hôpital. Cette tumeur qui ne fait aucune saillie à l'extérieur et qui ne déforme pas le membre, est
adhérente au muscle jumeau interne du côté gauche et fait corps
avec lui, dans les mouvements aussi bien qu'au repos. Cette tumeur est allongée en fuseau sur une longueur de 8 à 10 centimè-
tres et, au palper, on la sent dure et un peu bosselée. Ses ex-
trémités, un peu effilées, se confondent avec la masse musculaire,
à laquelle elle adhère sur toute son étendue.

Cette tumeur, au dire du malade, date de trois ans et demi ;
elle est survenue à la suite de crampes violentes et a occasionné
d'assez vives douleurs au début. Actuellement, elle est indolente,
mais elle incommode le malade dans les mouvements du membre
inférieur.

Ce malade ne présente rien d'anormal ailleurs. Les fonctions di-
gestives s'accomplissent bien et l'auscultation du cœur et des poumons ne révèle pas de signes morbides. Il n'y a pas de symptômes bien nets d'alcoolisme; cependant, il est probable que nous
avons affaire à un buveur.

Comme traitement, on prescrit une cuillerée à bouche de sirop de
Gibert, un gramme d'iodure de potassium à prendre chaque jour.
On fait appliquer sur le mollet gauche un emplâtre de Vigo.

Au bout de quelques jours de ce traitement, on constate que la
tumeur a un peu diminué de volume. L'iodure de potassium n'est
pas bien toléré et détermine, sur le visage du malade, une érup-
tion acnéiforme. On en cesse l'administration pendant trois jours et
on la reprend.

Le 25 août, le malade quitte l'hôpital, sa tumeur ayant considé-
rablement diminué de volume.

Dans les premiers jours de septembre, le malade revient se moutrer à la consultation. La diminution de la grosseur s'est encore accentuée.

Le 18 septembre, il revient encore, la guérison est complète.

Voilà donc trois cas, et il serait facile d'en citer d'autres, où la guérison a été manifestement obtenue par l'administration simultanée du mercure et de l'iodure de potassium, c'est-à-dire, par ce qu'on appelle le traitement antisyphilitique, et cependant, dans ces trois cas, on ne put trouver trace de syphilis. On doit donc conclure, raisonnablement, à mon avis, que le traitement dit antisyphilitique peut guérir d'autres affections que la syphilis.

Ne sait-on pas, en effet, que le mercure, surtout en frictions, à l'aide de l'onguent napolitain, est un antiphlogistique puissant et même un fondant. L'iodure de potassium n'est-il pas le type des médicaments altérants et fondants. Qu'y a-t-il d'étonnant à ce qu'ils agissent sur des productions morbides ne reconnaissant pas une origine syphilitique ?

Ne peut-on encore dire que le traitement antisyphilitique n'agit pas toujours dans des affections où la syphilis ne peut être niée ? Qui de nous n'a eu à soigner des ataxiques manifestement syphilitiques et chez lesquels le traitement mercuriel et ioduré, même à dose exagérée, n'a produit aucun résultat ?

A l'appui de cette manière de voir, je citerai l'observation suivante :


## OBSERVATION IV.

*Paralysie générale chez une femme syphilitique, traitement par le sirop de Gibert ; mort.*


Au mois d'octobre 18.., un officier supérieur vient me prier d'aller visiter sa femme, âgée de 45 ans, qu'il a ramenée de province pour la faire soigner d'une paralysie générale. Prévoyant la difficulté de l'interrogatoire avec une malade atteinte d'une affection mentale, je fais causer son mari et j'apprends que sa femme s'est mariée à 25 ans et qu'elle a eu 5 ou 6 fausses couches dont la 1re à 7 mois, une à 6 semaines, une à 5 mois, l'avant-dernière, à 8 mois. En février dernier, elle a eu ses règles pour la dernière fois, après diverses intermittences.

En 18.., dix ans auparavant, cette femme a eu une attaque de paralysie, soignée par Demarquay. C'était une sorte de paraplégie, (la malade ne pouvant ni marcher, ni se tenir debout) qui s'est transformée rapidement en hémiplégie droite, surtout du bras droit. Deux saisons aux eaux de Salins (Jura) l'avaient complète-ment remise.

En 18.., elle se sentit fatiguée, elle eut la main paralysée de nouveau. Depuis février 1883, elle perd la mémoire. Actuellement, elle ne peut plus lire, ni écrire, elle a du tremblement des mains et de la langue.

Après avoir entendu cette navrante histoire, je dis au mari : vous avez eu la syphilis. Il me raconte alors, qu'a l'âge de 25 ans il avait eu un chancre à la suite duquel Spillmann lui avait fait prendre du mercure et de l'iodure de potassium. Il s'était marié dix-huit mois plus tard, à 26 ans et demi.

Quand je vis cette dame, il me fut facile de confirmer le diagnostic déjà porté de paralysie générale des aliénés, et je n'hésitai pas à en attribuer la cause à la syphilis du mari transmise à la femme. Mais, avant d'instituer le traitement indiqué, je voulus obtenir l'avis de M. Legrand du Saulle qui confirma ma manière de voir et nous fîmes administrer le sirop de Gibert, les frictions mercurielles proposées n'ayant pas été acceptées.

Le résultat fut nul et la malade mourait quelques mois plus tard.

Effrayé d'une pareille conséquence, le mari me demanda de le traiter avec énergie, ce que je fis. Il prit du mercure et de l'iodure de potassium. Environ deux ans après, je l'autorisais à se marier, ce qu'il fit. Depuis, sa seconde femme a eu trois enfants dont deux jumeaux. L'un de ces derniers est mort de convulsions vers l'âge de dix mois.

Je terminerai cette communication un peu longue par une autre observation de tumeur cérébrale, de nature non syphilitique et dans laquelle le traitement ioduré n'a pas empêché un dénoue-ment fatal.

OBSERVATION V.

*Névrogliome angiomateux du cervelet, traitement par l'iodure de sodium. Mort.*

Louise H..., âgée de 21 ans, femme de chambre, entre à l'hôpital Saint-Joseph, le 7 juillet 1888, salle Sainte-Mathilde, n° 3.

Parmi ses antécédents héréditaires on relève que son frère est mort, à la suite de blessures, pendant la guerre, en 1870, et que sa mère est morte quelque temps après sa naissance. La malade a un frère bien portant. Elle n'a jamais eu de maladie antérieure et elle est bien réglée.

Elle est tombée sans connaissance quinze jours auparavant depuis, elle éprouve de l'insomnie. Elle a une céphalalgie très violente et la tête lui tourne. Elle n'a eu ni épistaxis, ni bourdonnements d'oreilles. Les dernières règles remontent à une quinzaine de jours. Mais depuis huit jours, elle a des vomissements fréquents.

Les ordonnances du médecin qui a soigné la malade avant son entrée à l'hôpital portent :

Pour le 4 juillet, de l'eau de chaux et une potion avec du sirop de limons, du bicarbonate de soude et de l'eau de laurier-cerise ;

Pour le 5, un gramme de bromure de potassium matin et soir.

Pour le 6, un vésicatoire à la nuque et un lavement purgatif avec sulfate de soude, 40 gr.

Le 8 juillet, lendemain de son entrée à l'hôpital, la malade a beaucoup vomi, dès le matin, et ces vomissements sont accompagnés de nausées; elle se plaint d'un mal de tête persistant, dont le maximum est au sommet de la tête. La malade présente, du reste, un habitus tout spécial. Elle est dans le décubitus dorsal et dans un état comateux assez profond. Toutefois, elle répond d'une manière lucide, mais avec beaucoup de difficulté, aux questions qu'on lui adresse. Souvent même, il faut la réveiller pour obtenir une réponse. Son ventre est rétracté en bateau, elle n'a pas de fièvre, la température axillaire du 7 au soir était de 37°2, celle du matin 36°9, la peau est fraîche, le pouls est lent et légèrement irrégulier.

La malade est constipée ; depuis plusieurs jours, elle ne va à la garde-robe qu'à l'aide de lavements. Le cœur, les poumons ne présentent rien d'anormal ni à la percussion, ni à l'auscultation.

Il n'y a pas de troubles vasculaires.

On prescrit un lavement à la glycérine, la potion de Rivière et une solution avec 3 grammes d'iodure de sodium.

Le 9, même état général, pouls 60 pulsations à la minute et toujours légèrement irrégulier. Pas de fièvre.

Le 10, toujours même état somnolent, céphalalgie, ventre aplati, rétracté en bateau, gargouillements dans la fosse iliaque droite, vomissements, pouls plus lent, 54 pulsations, mais plus régulier, température du matin, 36°9.

On prescrit du champagne glacé, la potion de Rivière, un gramme de calomel, en deux paquets, trois grammes d'iodure de sodium dans une potion, des compresses d'alcool camphré sur la tête et un vésicatoire à la nuque et du lait glacé.

Le 11, même état somnolent, selles noires qui deviennent plus abondantes après le purgatif, ventre toujours creusé en forme de bateau, vomissements moins fréquents, pas de phénomènes nerveux.

12. Hémorrhagie intestinale.

13. Selles abondantes, noires, fétides, ventre un peu douloureux
la pression. La malade paraît plus réveillée, mais il y a toujours
des vomissements.

Le pouls a augmenté de fréquence, 126 pulsations à la minute.

14, coloration du visage, alternatives de pâleur et de rougeur.

On prescrit 1 g. de naphtol B, en 4 paquets, du champagne
glacé et une potion avec 3 grammes de chloral.

Surviennentensuite des alternatives de mieux et de malaises, les
vomissements continuent ainsi que le coma. L'affaiblissement
devient considérable. Enfin, le 25 juillet, la malade meurt.

On pratique l'autopsie pour tâcher de se rendre compte de cette
affection apyrétique, aux formes bizarres et à laquelle il avait été
impossible de donner un nom convenable, bien que celui de méningite se présentât naturellement. On eût pu l'accepter s'il y avait
eu de la fièvre.

Les recherches les plus attentives ne permirent de rien rencon-
trer d'anormal dans les poumons, le cœur, les reins et le cerveau ;
j'allais quitter la table d'autopsie, vivement intrigué de n'avoir rien
trouvé, quand, en examinant plus attentivement le cervelet, je dé-
couvris dans le lobe droit, une tumeur grosse comme une noix.
M. Toupet, préparateur de M. le professeur Cornil, en a fait
l'analyse histologique et il a trouvé un tissu conjonctif présentant
des dilatations vasculaires et, par endroits, une sorte de tissu ca-
verneux, ce qui lui a permis d'en faire une variété de gliome qu'il
crut pouvoir appeler *névrogliome angiomateux*.

De ces observations peu nombreuses, il est vrai, les unes
(les trois premières) positives, les autres (les deux dernières)
négatives, mais qu'il serait facile de multiplier, je crois être
en droit de conclure que l'adage « *naturam morborum ostendunt curationes* », ne doit pas être pris à la lettre et qu'il fournit
un élément insuffisant pour établir un diagnostic. Par voie de conséquence indirecte, on peut en inférer que le traitement par le
mercure et l'iode n'est pas exclusivement antisyphilitique et qu'il
agit efficacement sur des lésions qui n'ont rien à faire avec la
syphilis.

Donc, s'il n'est plus permis d'inférer la nature syphilitique d'une
affection qui aura été guérie ou améliorée par le mercure et l'iodure
de potassium, il n'en faudra pas moins recourir à ce traitement
dans tous les cas où il n'y aura pas d'indication spéciale pour
d'autres moyens thérapeutiques.

Cette manière de voir mérite d'être signalée aux personnes qui s'occupent du soin des malades, pharmaciens, infirmiers, infirmières, sœurs hospitalières ou garde-malades, etc., etc. Elle leur fera comprendre combien elles auraient tort d'éprouver, de prime abord, de la répugnance ou du mépris pour les malades auxquels on administre du mercure et de l'iodure de potassium, sous le fallacieux prétexte qu'il s'agirait nécessairement d'une maladie honteuse et contagieuse.

Clermont (Oise). — Imp. Daix frères, place St-André, 3.

# DU MÊME AUTEUR

*(Suite.)*

---

*Traitement de l'Erysipèle de la face par l'aconitine cristallisée*, ibid., 1889.

*Statistique et traitement de la fièvre typhoïde à l'hôpital Saint-Joseph*, ibid., 1889.

*Traitement de l'asthme par l'Euphorbia pilulifera*, la plante qui donne de l'air, in *Cosmos*, les Mondes, 1882.

*Traitement des varices et hémorrhoïdes par l'Hamamelis virginica*, in *Conseiller médical*, 1883.

*Description d'un nouveau* METROSIDEROS *de la Nouvelle-Calédonie*, in Association française pour l'avancement des Sciences, session de Clermont-Ferrand, 1886.

*Sur la déhiscence des Pyxides*, avec une planche, ibid., session de Clermont-Ferrand, 1876.

*Mécanisme de la déhiscence des Pyxides dans les Plantains*, ibid., session du Havre, 1877.

*Les prétendus phyllodes les Eucalyptus*, ibid., session de Montpellier, 1879.

*Mécanisme de la déhiscence des Pyxides dans les Jusquiames*, avec une planche, ibid., session de Paris, 1878.

*Structure de l'écorce d'Alstonia constricta*, ibid., session de Paris, 1878.

*Composition chimique des tubercules de Thladiantha dubia*, ibid., session de Reims, 1881.

*Végétation tardive de certaines plantes frappées par la gelée*, ibid., session de Reims, 1881, etc., etc.